Table des matières

Découvrez comment adopter un régime alimentaire spécifiquement conçu pour la fibrillation atriale avec notre guide complet. Notre livre, "Atrial Fibrillation Diet", vous fournit toutes les informations nécessaires pour adopter une alimentation saine et équilibrée qui soutient votre santé cardiovasculaire.

Ce guide vous offre une vue d'ensemble complète des caractéristiques et des avantages du régime pour la fibrillation atriale. Vous découvrirez des conseils pratiques, des recommandations diététiques et des recettes délicieuses qui vous aideront à prendre le contrôle de votre santé cardiovasculaire.

1. COMPRENDRE LA FIBRILLATION ATRIALE - Découvrez les causes, les symptômes et les facteurs de risque de la fibrillation atriale, ainsi que l'importance d'une alimentation adaptée.

2. PLANIFIER VOTRE RÉGIME - Apprenez à élaborer un plan de repas spécifique pour la

fibrillation atriale en suivant nos conseils d'experts.

3. NUTRITION ET ÉQUILIBRE - Découvrez les nutriments essentiels et les aliments recommandés pour maintenir un équilibre nutritionnel optimal pour votre santé cardiovasculaire.

4. RECETTES SAVOUREUSES - Profitez d'une sélection de recettes faciles à préparer, délicieuses et spécialement conçues pour soutenir votre santé cardiaque.

5. CONTRÔLE DES FACTEURS DE RISQUE - Obtenez des conseils sur la gestion des facteurs de risque associés à la fibrillation atriale grâce à des choix alimentaires judicieux.

6. RÉGIME AU QUOTIDIEN - Obtenez des conseils pratiques pour intégrer facilement votre régime alimentaire dans votre routine quotidienne.

7. SOURCES D'INFORMATION SUPPLÉMENTAIRES - Explorez des ressources supplémentaires recommandées, y compris des sites Web, des livres et des groupes de soutien pour approfondir vos connaissances.

CHAPITRE UN

Qu'est-ce que la fibrillation auriculaire ?

La fibrillation auriculaire (également appelée Afib ou AF) est un rythme cardiaque irrégulier (arythmie) qui commence dans la partie supérieure (oreillettes) de votre cœur. Si vous souffrez de fibrillation auriculaire, le cycle normal des impulsions électriques dans votre cœur est interrompu. Cela conduit à un rythme cardiaque rapide et chaotique et à une mauvaise circulation du sang de vos oreillettes vers vos chambres inférieures (ventricules).

Il existe trois principaux types de fibrillation auriculaire.

• L'Afib paroxystique dure moins d'une semaine et s'arrête généralement de lui-même sans traitement. (Paroxysmal est prononcé par-ək-ˈsiz-məl.)

• La fibrillation auriculaire persistante dure plus d'une semaine et nécessite un traitement.

• Afib persistante de longue date dure plus d'un an et est parfois difficile à traiter.

La fibrillation auriculaire, si elle n'est pas traitée, peut entraîner un accident vasculaire cérébral et d'autres complications médicales graves. C'est pourquoi il est important d' apprendre les symptômes et de parler avec votre fournisseur de soins de santé de vos facteurs de risque personnels.

Causes de la fibrillation auriculaire

Les problèmes liés à la structure du cœur sont la cause la plus fréquente de fibrillation auriculaire. Les causes possibles de la fibrillation auriculaire comprennent :

• Chirurgie cardiaque précédente

• Problème avec le stimulateur cardiaque naturel (maladie des sinus)

• Maladies pulmonaires

• Stress physique dû à la chirurgie, à la pneumonie ou à d'autres maladies

• Maladie coronarienne

• Crise cardiaque

Malformation cardiaque avec laquelle vous êtes né (malformation cardiaque congénitale)

• Problèmes de valves cardiaques

• Hypertension artérielle

• Zone Sleer

• La maladie thyroïdienne se présente sous la forme d'un thuroïde hyperactif (hurerthuroïdisme) et d'autres déséquilibres métaboliques

• Utilisation de stimulants, y compris certains médicaments, caféine, tabac et alcool

• Infections virales

Certaines personnes atteintes de fibrillation auriculaire n'ont pas de problèmes cardiaques connus ni de lésions cardiaques.

Symptômes de la fibrillation auriculaire

Certaines personnes atteintes de fibrillation auriculaire (A-fib) ne remarquent pas ces symptômes. Ceux qui ont des symptômes de fibrillation auriculaire peuvent avoir des signes et des symptômes tels que :

• Douleur thoracique

- Capacité réduite à faire de l'exercice

- Essoufflement

- Vertiges

- Fatigue

- Légèreté

Sensations d'un rythme cardiaque rapide, flottant ou rond (palpitations)

- Faiblesse

Quels sont les facteurs de risque pour l'AFib ?

Le risque d'AFib augmente avec l'âge. L'hypertension artérielle, dont le risque augmente également avec l'âge, représente environ 1 cas sur 5 d'AFib.4

Les facteurs de risque pour l'AFib comprennent :

- Cardiopathie ischémique

- L'âge avancé

- Hypertension artérielle

- Diabète

- Insuffisance cardiaque

- Obésité

- Ancêtre européen

- Hyperthyroïdie

- Maladie rénale chronique

- Consommation d'alcool modérée à forte

- Fumer

- Agrandissement des cavités du côté gauche du cœur

Comment la fibrillation auriculaire est-elle diagnostiquée ?

Pour diagnostiquer la fibrillation auriculaire, votre fournisseur de soins de santé vous posera d'abord quelques questions. Vous partagerez des informations sur votre régime alimentaire et votre activité physique, vos antécédents familiaux, tous les symptômes que vous avez remarqués et les facteurs de risque. Ce n'est pas grave si vous ne connaissez pas toutes les réponses, mais partagez autant que vous le pouvez. Vos expériences et vos connaissances sont des outils essentiels pour aider votre fournisseur à établir un diagnostic. Votre fournisseur vous fera ensuite passer un examen physique qui comprend :

• Vérifier la taille de votre glande thyroïde pour identifier les problèmes de thyroïde.

• Vous recherchez un gonflement des pieds ou des jambes pour identifier une insuffisance cardiaque.

• Écoutez votre rythme cardiaque avec un stéthoscope.

• Vérifier votre pouls et votre tension artérielle.

• Écoutez vos poumons pour détecter une insuffisance cardiaque ou une infection.

Cet examen aidera votre fournisseur à comprendre votre état de santé de base et le fonctionnement de votre corps.

Tests pour diagnostiquer la fibrillation auriculaire

En plus de l'examen physique, votre fournisseur peut effectuer des tests pour établir un diagnostic de fibrillation auriculaire. Ces tests comprennent :

• Tests sanguins. Parfois, des déséquilibres dans notre sang peuvent causer la fibrillation auriculaire. De simples tests sanguins peuvent montrer votre niveau de potassium et vos niveaux d'hormones et peuvent aider votre fournisseur à choisir les meilleurs médicaments pour vous en fonction de votre état de santé. ver et la fonction rénale.

• Électrocardiogramme (EKG ou ECG). Un ECG est généralement le premier test. C'est indolore et prend environ trois minutes. Il mesure et enregistre les signaux électriques de votre cœur et permet à votre fournisseur de voir si votre cœur bat normalement.

• Echocardiogramme (echo). Un écho utilise la technologie des ultrasons pour montrer les mouvements de votre cœur. Il peut révéler des problèmes de circulation sanguine et de contractions du muscle cardiaque.

Dans certains cas, votre fournisseur peut vouloir vérifier comment votre cœur fonctionne dans votre vie quotidienne. Si tel est le cas, il vous sera demandé de porter un moniteur Holter (pendant un ou deux jours) ou un moniteur d'événements portable (jusqu'à un mois) pour enregistrer l'activité de votre cœur.

Traitement

Transmer pour que vous soyez à quel point il vous a été sur la façon dont vous avez une fin, vous êtes en train de vous-même. Les objectifs du traitement sont de :

• Médicaments

• Procédures de chirurgie ou de cathéter

• Contrôler la fréquence cardiaque

• Réinitialiser le rythme cardiaque

• Prévenir les caillots sanguins qui peuvent entraîner un accident vasculaire cérébral

Le traitement de la fibrillation auriculaire peut impliquer :

• Thérapie pour réinitialiser le rythme cardiaque (cardioversion)

Ensemble, vous et vos médecins discuterez de la meilleure option de traitement pour vous. Il est important de suivre votre plan de traitement de la fibrillation auriculaire. Si A-fib n'est pas bien contrôlé, cela peut entraîner d'autres problèmes, notamment des accidents vasculaires cérébraux et une insuffisance cardiaque.

Thérapie de transfert

Si les symptômes de la fib A sont gênants ou s'il s'agit du premier épisode de fibrillation auriculaire, un médecin peut tenter de réinitialiser le rythme cardiaque (rythme sinusal) à l'aide d'un edure s'appelait cardioversion.

La cardioversion peut se faire de deux manières :

• Transfusion électrique. Cette méthode pour réinitialiser le rythme cardiaque se fait en envoyant des chocs électriques au cœur à travers des spatules ou des patchs (électrodes) placés sur la poitrine.

• Cardioversion médicamenteuse. Les médicaments administrés par voie intraveineuse ou orale sont utilisés pour réinitialiser le rythme cardiaque.

Le transfert est généralement effectué dans un hôpital en tant que procédure programmée, mais il peut être effectué dans des situations d'urgence. Si c'est prévu, de la warfarine (Jantoven) ou un autre anticoagulant doit être administré quelques semaines avant pour réduire le risque de caillots sanguins et d'accidents vasculaires cérébraux.

Après l'électrocardiogramme, des médicaments anti-arythmiques peuvent être prescrits indéfiniment pour aider à prévenir de futurs épisodes de fibrillation auriculaire. Même avec des médicaments, il y a une chance d'une autre apparition de fibrillation auriculaire.

Médicaments

Des médicaments peuvent vous être prescrits pour contrôler la vitesse à laquelle votre cœur bat et le rétablir à un rythme normal. Des médicaments sont également prescrits pour prévenir les caillots sanguins, une complication dangereuse de l'A-fib.

Les médicaments utilisés pour traiter la fibrillation auriculaire comprennent :

• Bloqueurs bêta. Ces médicaments peuvent aider à ralentir le rythme cardiaque au repos et pendant l'activité.

• Bloqueurs de canaux calciques. Ces médicaments contrôlent le rythme cardiaque, mais doivent être évités par les personnes souffrant d'insuffisance cardiaque ou d'hypotension artérielle.

• Digoxine. Ce médicament peut contrôler la fréquence cardiaque au repos, mais pas aussi bien pendant l'activité. La plupart des gens ont besoin de médicaments supplémentaires ou alternatifs, tels que des inhibiteurs calciques ou des bêta-bloquants.

• Médicaments anti-arythmiques. Ces médicaments sont utilisés pour maintenir un rythme cardiaque normal, pas seulement pour contrôler le rythme cardiaque. Parce qu'ils ont tendance à avoir plus d'effets secondaires que les médicaments qui contrôlent la fréquence cardiaque, les anti-arythmiques ont tendance à être utilisés avec plus de parcimonie.

- Anticoagulants. Pour réduire le risque d'accident vasculaire cérébral ou de dommages à d'autres organes causés par des caillots sanguins, un médecin peut prescrire un anticoagulant (anticoagulant). Les anticoagulants comprennent la warfarine (Jantoven), l'apixaban (Elidus), le dabigatran (Pradaxa), l'edoxaban (Savaysa) et le rivaroxaban (Xarelto). Si vous prenez de la warfarine, vous devrez subir des tests sanguins réguliers pour surveiller les effets du médicament.

Procédures de chirurgie ou de cathéter

Si A-fib ne s'améliore pas avec des médicaments ou d'autres thérapies, un médecin peut recommander une procédure appelée ablation cardiaque. Parfois, l'ablation est le premier traitement pour certains patients.

L'ablation cardiaque utilise la chaleur (énergie radiofréquence) ou le froid extrême (cryoablation) pour créer des cicatrices dans votre cœur afin de bloquer les signaux électriques anormaux et de restaurer un rythme cardiaque normal. Un médecin insère un tube flexible (cathéter) dans un vaisseau sanguin, généralement dans l'aine et dans le cœur. Plus d'un cathéter peut être utilisé.

Capteurs sur la pointe du cathéter principalement l'énergie froide ou thermique.

Moins fréquemment, l'ablation est modifiée à l'aide d'une intervention chirurgicale lors d'une chirurgie à cœur ouvert.

Il existe différents types d'ablation cardiaque. Le type utilisé pour traiter la fibrillation auriculaire dépend de vos critères spécifiques, de votre état de santé général et du fait que vous subissiez une autre chirurgie cardiaque.

Par exemple, certains des types d'ablation cardiaque qui peuvent être utilisés pour traiter la fibrillation auriculaire sont :

• Ablation du nœud auriculo-ventriculaire (AV). De l'énergie thermique ou froide est délivrée au tissu cardiaque au niveau du nœud AV pour détruire le signal électrique. Après l'ablation du nœud AV, un rasemaker est nécessaire à vie.

• Procédure Maze. Un médecin utilise de l'énergie thermique ou froide ou un scalpel pour créer un motif de tissu cicatriciel (le labyrinthe) dans les chambres supérieures du cœur. Parce que le tissu cicatriciel n'envoie pas de signaux électriques, le labyrinthe interfère avec les signaux cardiaques parasites qui provoquent la fibrillation auriculaire.

Si un scalpel est utilisé pour créer le motif du labyrinthe, une chirurgie à cœur ouvert est nécessaire. C'est ce qu'on appelle la procédure de labyrinthe chirurgical. C'est la méthode préférée de traitement de la fibrillation auriculaire chez ceux qui ont besoin d'une autre chirurgie cardiaque, comme le pontage coronarien ou la réparation de la valve cardiaque.

La fibrillation auriculaire peut revenir après l'ablation cardiaque. Si cela se produit, une autre ablation cardiaque ou un autre traitement cardiaque peut être recommandé. Après l'ablation cardiaque, des anticoagulants à vie peuvent être nécessaires pour prévenir les accidents vasculaires cérébraux.

Si une personne avec A-fib ne peut pas prendre de médicaments anticoagulants, un médecin peut recommander une procédure de cathéter pour sceller un petit sac (appendice) dans la chambre cardiaque supérieure gauche. euh, où la plupart des caillots liés à A-fib se forment. Cette procédure est appelée fermeture de l'auricule gauche. Un dispositif de fermeture est doucement guidé à travers un cathéter jusqu'au sac. Une fois le dispositif en place, le cathéter est retiré. Le dispositif est laissé en place en permanence. La chirurgie pour fermer l'appendice auriculaire gauche est une option pour certaines personnes ayant déjà subi une chirurgie cardiaque.

Mode de vie et remèdes maison

Suivre un mode de vie sain pour le cœur peut aider à prévenir ou à traiter des conditions telles que l'hypertension artérielle et les maladies cardiaques. Les changements de mode de vie incluent souvent :

• Manger des aliments sains pour le cœur. Ayez une alimentation saine, pauvre en sel et en graisses solides et riche en fruits, légumes et grains entiers.

• Maintenir un poids santé. Le surpoids augmente votre risque de développer une maladie cardiaque. Une perte de poids saine peut aider à gérer les symptômes de la fibrillation auriculaire et peut améliorer les résultats de l'ablation par cathéter.

• Maintenir la tension artérielle et le taux de cholestérol sous contrôle. Apportez des changements à votre mode de vie et prenez des médicaments tels que prescrits pour corriger une pression artérielle élevée (hypertension) ou un taux de cholestérol élevé.

• Limiter l'alcool. La consommation excessive d'alcool (cinq verres en deux heures pour les hommes ou quatre verres pour les femmes) peut augmenter les risques de fibrillation auriculaire. Chez certaines personnes, même de faibles quantités d'alcool peuvent déclencher une fibrillation auriculaire.

• Exercice régulier. Exercice et activité physique.

• Arrêter de fumer. Si vous fumez et que vous ne pouvez pas fumer par vous-même, parlez à votre médecin des stratégies ou des programmes pour vous aider à briser une habitude de fumer.

• Obtenir des soins de suivi. Prenez vos médicaments comme prescrits et ayez des rendez-vous de suivi réguliers avec votre médecin. Dites à votre médecin si vos symptômes s'aggravent.

Maintenir une alimentation saine est crucial pour les personnes atteintes de fibrillation auriculaire (FA), une maladie cardiaque caractérisée par des battements cardiaques irréguliers et rapides. Bien que le régime ne puisse pas guérir la FA à lui seul, l'adoption d'un régime de fibrillation auriculaire peut jouer un rôle important dans la gestion de l'état et le soutien santé cardiovasculaire globale.

Un régime de fibrillation auriculaire se concentre principalement sur les aliments sains pour le cœur, visant à réduire le risque de complications comme associés à la FA, comme les accidents vasculaires cérébraux et les insuffisances cardiaques. Les principes clés de ce régime impliquent de consommer des aliments riches en nutriments, de limiter certains composants alimentaires et de faire des choix conscients pour favoriser fonction cardiaque optimale.

Pour soutenir la santé cardiaque et gérer la FA, il est important de suivre les directives suivantes dans notre régime de fibrillation auriculaire :

Gestion du poids :

Le maintien d'un poids santé est important pour la gestion de la FA. Si vous êtes en surpoids, visez une perte de poids progressive et durable grâce à une alimentation équilibrée et à une activité physique régulière. Si vous avez déjà un poids santé, concentrez-vous sur le maintien de votre poids.

Alimentation équilibrée :

Mettez l'accent sur une alimentation équilibrée qui comprend une variété d'aliments entiers, tels que des fruits, des légumes, des grains entiers, des protéines maigres et des graisses saines. Ceux-ci fournissent des vitamines, des minéraux, des fibres et des antioxydants essentiels qui favorisent la santé cardiaque.

Réduction du sodium :

Il est crucial de limiter l'apport en sodium, car des niveaux élevés de sodium peuvent contribuer à la rétention d'eau et à l'augmentation de la pression artérielle, ce qui aggrave les symptômes de la FA. Minimisez les aliments transformés, la restauration rapide et les collations salées, et optez pour des repas frais et faits maison assaisonnés d'herbes et d'épices.

Modération de la caféine :

Certaines personnes atteintes de FA peuvent être plus sensibles à la caféine, qui peut potentiellement déclencher des épisodes. Surveillez votre consommation de caféine provenant de sources comme le café, le thé, les boissons énergisantes et le cholestérol, et ajustez-la en fonction de la réponse de votre corps.

Limitation d'Alshol :

Une consommation excessive est également associée à un risque accru de FA et peut déclencher des épisodes chez les personnes déjà diagnostiquées avec le condition. Si vous voulez boire, faites-le avec modération selon les directives recommandées.

Les acides gras omega-3:

Incluez des sources d'acides gras oméga-3 dans votre alimentation, comme les poissons gras (par exemple, le saumon, le maquereau), les noix, les graines de lin et les graines de chia. Ces graisses saines ont des avantages sardo-vasculaires et peuvent aider à réduire l'inflammation.

Aliments à éviter

Voici quelques aliments et substances clés à éviter ou à limiter dans votre régime de fibrillation auriculaire :

Sodium et aliments transformés :

Réduisez votre consommation d'aliments riches en sodium, y compris les collations transformées et emballées, les soupes en conserve, les charcuteries, la restauration rapide et les condiments salés. Un excès de sodium peut contribuer à la rétention d'eau et à l'augmentation de la pression artérielle, ce qui peut aggraver les symptômes de la FA.

Caféine :

Limitez votre consommation de caféine, car elle peut déclencher des épisodes de FA chez certaines personnes. Les sources courantes de caféine comprennent le café, le thé, les boissons énergisantes et le chocolat. Surveillez votre consommation de caféine et faites attention à la façon dont elle affecte votre rythme cardiaque.

Graisses trans et graisses saturées :

Minimisez les aliments riches en gras trans et en gras saturés, car ils peuvent contribuer à l'inflammation et augmenter le risque de maladie cardiaque. Limitez ou évitez les aliments frits, les produits de boulangerie commerciaux, les coupes de viande grasses, les produits laitiers entiers et les collations transformées.

Sucres ajoutés et boissons sucrées :

Réduisez votre consommation d'aliments et de boissons riches en sucres ajoutés, tels que les boissons sucrées, les desserts, les bonbons et les céréales sucrées. Ceux-ci peuvent contribuer à la prise de poids, à l'inflammation et à un risque accru de maladie cardiaque.

Aliments à indice glycémique élevé :

Limitez les aliments à indice glycémique élevé, car ils peuvent provoquer des pics rapides de glycémie. Les exemples incluent le pain blanc, le riz blanc, les céréales sucrées et les collations transformées. Au lieu de cela, optez pour les grains entiers et les aliments riches en fibres avec un indice glycémique inférieur.

Viande rouge excessive :

Bien que les sources maigres de protéines soient bénéfiques, il est conseillé de limiter la consommation de viande rouge, en particulier les coupes transformées et riches en matières grasses. Au lieu de cela, concentrez-vous sur les sources de protéines maigres comme la volaille, le poisson, les légumineuses et les alternatives de protéines végétales.

Gras trans artificiels :

Évitez les aliments qui contiennent des gras trans artificiels, car ils sont connus pour augmenter le risque de maladie cardiaque. Vérifiez les étiquettes des aliments pour "huiles partiellement hydrogénées" et évitez les produits qui énumèrent cet ingrédient.

Alcool:

Une consommation excessive d'alcool peut augmenter le risque de développer une FA et peut déclencher des épisodes de FA chez les personnes déjà diagnostiquées. Il est recommandé de limiter la consommation d'alcool ou de l'éviter complètement, selon les circonstances individuelles et les conseils de votre fournisseur de soins de santé.

Plans de repas

Voici quelques exemples de plans de repas pour plusieurs jours pour inspirer votre régime de fibrillation auriculaire :

Jour 1 :

Petit-déjeuner :

• Des flocons d'avoine du jour au lendemain préparés avec des flocons d'avoine, du lait d'amande, des graines de chia et garnis de baies fraîches et d'une pincée de noix hachées.

• Une tasse de thé vert ou une infusion de plantes.

Déjeuner :

• Salade de poitrine de poulet grillée avec légumes verts mélangés, tomates cerises, tranches de concombre et un filet d'huile d'olive et vinaigrette au citron.

• Un côté de quinoa ou de riz brun.

Collation:

• Tranches de pomme avec une table de beurre d'amande.

Dîner:

• Saumon au four assaisonné d'herbes et de citron, servi avec du brocoli cuit à la vapeur et du quinoa.

• Une salade d'accompagnement avec des légumes verts mélangés, des poivrons et une vinaigrette légère.

Jour 2:

Petit-déjeuner:

• Omelette de légumes à base de blancs d'œufs ou de substituts d'œufs, remplie d'épices, de poivrons, de champignons et d'une pincée de fromage feta.

• Une tranche de pain grillé à grains entiers.

Déjeuner:

• Sauté de pois chiches et de légumes avec des poivrons, des pois mange-tout, des carottes et du brocoli, assaisonné d'ail et de gingembre.

• Une portion de riz brun ou de quinoa.

Collation:

• Yaourt grec avec une poignée de baies mélangées et une pincée de noix concassées.

Dîner :

• Poitrine de poulet grillée marinée dans un mélange de jus de citron, d'ail et d'herbes, servie avec des choux de Bruxelles rôtis et des patates douces.

• Une salade d'accompagnement avec des légumes verts mélangés, des tomates cerises et une vinaigrette légère.

Jour 3 :

Petit-déjeuner :

• Frittata aux épinards et aux champignons faite avec des blancs d'œufs ou un substitut d'œuf, servie avec un côté d'avocat tranché.

• Une tasse d'infusion à base de plantes ou de thé vert.

Déjeuner :

• Soupe aux lentilles et aux légumes, riche en ingrédients nutritifs comme les lentilles, les carottes, le céleri et les tomates.

• Un côté de pain de grains entiers ou une petite portion de pain.

Snack :

• Une poignée de noix et de graines mélangées.

Dîner :

• Brochettes de crevettes grillées avec un mélange de courgettes grillées, de poivrons et de tomates cerises.

• Un accompagnement de riz pilaf sauvage.

Jour 4 :

Petit-déjeuner :

• Toast de grains entiers garni d'avocat écrasé et d'un œuf poché.

• Un côté de fruits frais, comme des tranches de melon ou des baies.

Déjeuner:

• Enveloppe de légumes grillés avec une tortilla de blé entier, remplie d'aubergines grillées, de courgettes, de poivrons et d'une tartinade de houmous.

• Un accompagnement de salade de mesclun avec des tomates cerises, des tranches de concombre et une vinaigrette légère.

Collation:

• Bâtonnets de carotte et de céleri avec une cuillère à soupe de beurre d'amande naturel.

Dîner :

• Filet de morue au four assaisonné d'herbes et servi avec des asperges rôties et du duinoa.

• Un côté de brocoli cuit à la vapeur.

Jour 5 :

Petit-déjeuner :

• Yogourt grec garni de granola, de tranches de banane et d'un filet de miel.

• Une tasse d'infusion à base de plantes ou de thé vert.

Déjeuner:

• Salade de quinoa et de haricots noirs avec des tomates en dés, des grains de maïs, des oignons rouges et un peu de jus de citron vert.

• Un accompagnement de salade de légumes verts.

Snack :

• Mélange de sentiers maison avec un mélange de noix non salées, de graines et de fruits secs.

Dîner :

• Poitrine de poulet grillée marinée dans un mélange de yaourt, de jus de citron et d'épices, servie avec des patates douces rôties et des épinards sautés.

Voici une liste de courses bien équilibrée pour votre régime de fibrillation auriculaire :

1. Fruits et légumes :

• Baies (comme les fraises, les myrtilles et les framboises)

• Pommes

• Bananes

• Oranges ou agrumes

• Épinard

• Kale

• Brocoli

• Cloches

• Tomates

• Concombres

• Carottes

• Avocats

2. Grains entiers :

• Pain de blé entier ou wraps

• Riz brun

• Quinoa

• Avoine

• Céréales à grains entiers

• Pâtes de blé entier

3. Protéines maigres :

• Poitrines de poulet sans peau

• Poitrine de dinde

• Saumon

• Truite

• Thon

• Crevette

• Oeufs ou blancs d'oeufs

• Tofu

• Yaourt grec

• Produits laitiers faibles en gras ou sans gras (lait, fromage, yaourt)

4. Graisses saines :

• Avocats

• Huile d'olive extra vierge

• L'huile de canola

• Noix (comme les amandes, les noix)

• Graines (comme les graines de lin, les graines de chia)

5. Légumineuses et haricots :

• Lentilles

• Pois chiches

• Haricots noirs

• Haricots rouges

6. Herbes et épices :

• Garlic

• Gingembre

- Curcuma

- cannelle

- Romarin

- Basilic

- Origan

- Paprika

- Cumin

7. Produits laitiers ou produits laitiers :

- Lait écrémé ou écrémé

- Yaourt faible en gras ou sans gras

- Fromage faible en gras ou sans gras

- Lait d'amande ou lait de soja (si sans produits laitiers)

8. Collations et condiments :

- Hoummous

- Beurre d'amande naturel ou beurre de cacahuète

- Noix et graines mélangées

• Craquelins de grains entiers

• Collations à faible teneur en sodium ou sans sel ajouté

• Herbes et épices pour l'assaisonnement (options à faible teneur en sodium)

9. Boissons :

• Tisanes

• Thé vert

• L'eau

• Lait d'amande non sucré ou lait de soja

10. Divers :

• Miel ou édulcorants naturels

• Vinaigre balsamique

• Jus de citron

• Bouillon de légumes ou de poulet à faible teneur en sodium

CHAPITRE DEUX

Le régime de fibrillation auriculaire reçoit des directives :

Salade de crevettes et d'avocat

Ingrédients:

• 4 onces de crevettes cuites

• 1 tasse de salade verte mélangée

• ½ авосадо, en tranches

• ¼ tasse de tomates sherry, coupées en deux

• 2 cuillères à soupe de jus de citron

• 1 huile d'olive de table

• Sel et poivre au goût

Instructions:

1. Dans un bol, mélanger la salade mixte, l'avocat tranché et la tomate.

2. Ajoutez les crevettes trempées dans le bol.

3. Dans un petit bol séparé, fouetter ensemble le jus de citron, l'huile d'olive, le sel et le poivre pour faire la vinaigrette.

4. Arrosez la vinaigrette sur la salade et mélangez délicatement.

5. Servir la salade de crevettes et d'avocat.

Informations nutritionnelles (par portion) : Calories : environ 220 Protéines : 20 g Glucides : 8 g Lipides : 14 g

Omelette aux légumes

Ingrédients :

• 2 gros œufs

• ¼ tasse de poivrons coupés en dés

• ¼ tasse d'oignons coupés en dés

• ¼ tasse de champignons coupés en dés

• 1 cuillère à café d'huile d'olive

• Sel et poivre au goût

Instructions :

1. Dans un bol, battre les œufs jusqu'à ce qu'ils soient bien mélangés. Assaisonnez avec du sel et du poivre.

2. Faites chauffer l'huile d'olive dans une poêle antiadhésive à feu moyen.

3. Ajoutez les poivrons, les oignons et les champignons coupés en dés à la poêle. Faire sauter pendant 3-4 minutes jusqu'à ce que les légumes soient ramollis.

4. Versez les œufs battus sur les légumes dans la poêle.

5. Faites cuire l'omelette pendant quelques minutes jusqu'à ce que le fond soit pris, puis retournez-le doucement à l'aide d'une spatule.

6. Cuire pendant une minute supplémentaire ou jusqu'à ce que l'omelette soit complètement cuite.

7. Servez l'omelette de légumes avec un côté de légumes verts mélangés ou de pain grillé à grains entiers si vous le souhaitez.

Informations nutritionnelles (par portion) : Calories : environ 160 Protéines : 12 g Glucides : 6 g Lipides : 10 g

Morue au four au citron et aux herbes

Ingrédients:

• 4 onces de remplissage

• 1 cuillère à soupe de jus de citron frais

• 1 cuillère à café d'huile d'olive

• ½ cuillère à café d'herbes séchées (comme le thym, le persil ou l'aneth)

• Sel et poivre au goût

Instructions :

1. Préchauffer le four à 375°F (190°C).

2. Placer le filet de cabillaud sur une plaque de cuisson tapissée de papier râchment.

3. Versez le jus de citron frais et l'huile d'olive sur le soda.

4. Saupoudrer uniformément les herbes séchées, le sel et le poivre sur le poisson.

5. Cuire au four préchauffé pendant 15 à 20 minutes ou jusqu'à ce que le poisson soit bien cuit et se défasse facilement à la fourchette.

6. Servez la morue au four avec un côté de légumes cuits à la vapeur ou une salade verte mélangée.

Informations nutritionnelles (par portion) : Calories : environ 150 Protéines : 25 g Glucides : 1 g Lipides : 4 g

Salade de quinoa aux légumes rôtis

Ingrédients :

• ½ tasse cuit dur

• 1 tasse de légumes rôtis mélangés (courgettes, poivrons, aubergines)

• 2 cuillères à soupe de fromage feta émietté

• 1 cuillère à soupe d'herbes fraîches hachées (comme le basilic ou le persil)

• 1 cuillère à soupe de jus de citron

• 1 cuillère à soupe d'huile d'olive

• Sel et poivre au goût

Instructions :

1. Dans un bol, combiner la duuine cuite et le mélange de légumes rôtis.

2. Ajoutez le fromage feta émietté et les herbes fraîches hachées dans le bol.

3. Dans un petit bol séparé, fouetter ensemble le jus de citron, l'huile d'olive, le sel et le poivre pour faire la vinaigrette.

4. Arrosez la vinaigrette sur le mélange de duinoa et de légumes et mélangez doucement.

5. Servez la salade de quinoa comme un repas léger et rafraîchissant.

Informations nutritionnelles (par portion) : Calories : environ 220 Protéines : 7 g Glucides : 26 g Lipides : 10 g

Parfait au yogourt grec aux baies

Ingrédients:

• ½ yogourt grec au fromage (faible en gras ou sans gras)

- ¼ csy de baies fraîches mélangées (telles que des fraises, des bleuets ou des framboises)

- 1 cuillère à soupe de noix hachées (telles que des amandes ou des noix)

- 1 cuillère à café de miel (facultatif)

- ½ cuillère à café d'extrait de vanille

Instructions:

1. Dans un verre ou un bol de service, déposer la moitié du yogourt grec au fond.

2. Ajouter la moitié des baies mélangées sur le yogourt.

3. Saupoudrer la moitié des noix chorées sur les baies.

4. Répétez le processus de ponte avec le yaourt, les baies et les noix restants.

5. Versez le miel (le cas échéant) et l'extrait de vanille sur la couche supérieure.

6. Servez le parfait au yogourt grec comme petit-déjeuner ou collation satisfaisant et nutritif.

Informations nutritionnelles (par portion) : Calories : Arroximatelu 150 Protéines : 12 g Glucides : 15 g Lipides : 5 g

Sauté de dinde et de légumes

Ingrédients:

• 4 onces de poitrine de dinde maigre, tranchée

• 1 tasse de légumes mélangés (comme des poivrons, du brocoli, des pois mange-tout)

• 1 gousse d'ail, hachée

• 1 cuillère à café de sauce soja faible en sodium

• 1 cuillère à café d'huile d'olive

• Sel et poivre au goût

Instructions :

1. Faites chauffer l'huile d'olive dans une casserole ou un wok à feu moyen-vif.

2. Ajouter la poitrine de dinde tranchée et cuire jusqu'à ce qu'elle soit dorée et bien cuite. Retirer de la poêle et réserver.

3. Dans la même poêle, ajoutez l'ail haché et les légumes mélangés. Faire sauter pendant 2-3 minutes jusqu'à ce que les légumes soient tendres.

4. Remettez la dinde cuite dans la poêle, ajoutez de la sauce soja à faible teneur en sodium, du sel et du poivre. Sauté pendant une minute supplémentaire pour combiner toutes les saveurs.

5. Servir la dinde et le sauté de légumes sur un lit de duuinoa cuit ou de riz brun si désiré.

Information nutritionnelle (par portion) : Calories : 230 Protéines : 25 g Glucides : 10 g Lipides : 7 g

Saumon grillé avec quinoa et légumes cuits à la vapeur

Ingrédients :

• 4 onces de filet de saumon

• ½ tasse de quinoa cuit

• 1 tasse de légumes cuits à la vapeur mélangés (brocoli, carottes, courgettes)

• 1 cuillère à café d'huile d'olive

• Jus de citron frais

• Sel et poivre au goût

Instructions :

1. Préchauffez le gril à feu moyen.

2. Assaisonnez le filet de saumon avec du sel, du poivre et un peu de jus de citron frais.

3. Faites griller le saumon pendant environ 4 à 5 minutes par côté ou jusqu'à ce qu'il soit bien cuit.

4. Dans une casserole séparée, chauffer l'huile d'olive à feu moyen et ajouter le quinoa cuit et les légumes cuits à la vapeur. Faire sauter pendant 2-3 minutes jusqu'à ce qu'il soit bien chaud.

5. Servir le saumon grillé sur un lit de duuinoa et de légumes vapeur. Pressez du jus de citron supplémentaire si vous le souhaitez.

Informations nutritionnelles (par portion) : Calories : Environ 230 Protéines : 25 g Glucides : 20 g Lipides : 7 g

Sauté de poulet et de légumes

Ingrédients:

• 4 onces de poitrine de poulet désossée, sans peau, tranchée

• 1 tasse de légumes mélangés (clochettes, carottes, myrtilles, carottes)

• 1 gousse d'ail, hachée

• 1 cuillère à café de sauce soja faible en sodium

• 1 cuillère à café d'huile d'olive

• ½ cuillère à café d'huile de sésame

• Sel et poivre au goût

Instructions:

1. Faire chauffer l'huile d'olive dans une poêle ou un wok à feu moyen-vif.

2. Ajouter la poitrine de poulet en tranches et cuire jusqu'à ce qu'elle soit dorée et bien cuite. Retirer de la poêle et réserver.

3. Dans la même poêle, ajoutez l'ail haché et les légumes mélangés. Faire sauter pendant 2-3 minutes jusqu'à ce que les légumes soient tendres et croquants.

4. Remettez le poulet cuit dans la casserole, ajoutez de la sauce soja faible en sodium, de l'huile de sésame, du sel et du poivre. Faire sauter pendant une minute supplémentaire pour combiner toutes les saveurs.

5. Servir le sauté de poulet et de légumes sur un lit de riz brun cuit ou de quinoa si désiré.

Informations nutritionnelles (par portion) : Calories : environ 220 Protéines : 25 g Glucides : 10 g Lipides : 8 g

Soupe de lentilles aux épices Ingrédients :

• ½ tasse de lentilles séchées

• 2 tasses de bouillon de légumes à faible teneur en sodium

• 1 tasse d'épinards hachés

• 1 petit oignon coupé en dés

• 1 carotte, coupée en dés

- 1 branche de céleri, coupée en dés

- 1 gousse d'ail hachée

- 1 cuillère à café d'huile d'olive

- ½ c. à thé de cumin moulu

- Sel et poivre au goût

Instructions:

1. Rincez les lentilles sous l'eau froide et égouttez-les.

2. Dans une casserole, chauffer l'huile d'olive à feu moyen. Ajoutez l'oignon coupé en dés, la carotte, le céleri et l'ail haché. Faire sauter pendant 3-4 minutes jusqu'à ce que les légumes soient légèrement ramollis.

3. Ajoutez les lentilles, le bouillon de légumes, le cumin moulu, le sel et réparez la pourriture. Porter à ébullition, puis réduire le feu et laisser mijoter de 20 à 25 minutes ou jusqu'à ce que les lentilles soient tendres.

4. Incorporer les épinards hachés et cuire pendant 2 minutes supplémentaires jusqu'à ce qu'ils ramollissent.

5. Servez les lentilles chaudes.

Information nutritionnelle (par portion) : Calories : environ 200 Protéines : 14 g Glucides : 32 g Lipides : 3 g

Poitrine de poulet au four avec légumes rôtis

Ingrédients:

• 4 onces de poitrine de poulet désossée et sans peau

• 1 tasse de légumes mélangés (brossol, chou-fleur, poivrons)

• 1 cuillère à café d'huile d'olive

• ½ cuillère à café d'herbes séchées (comme le romarin, le thym ou l'origan)

• Sel et poivre au goût

Instructions :

1. Préchauffez le four à 400°F (200°C).

2. Placez la poitrine de poulet sur une plaque à pâtisserie et assaisonnez avec du sel, du poivre et des herbes séchées.

3. Mélangez les légumes mélangés avec de l'huile d'olive, du sel et du poivre.

4. Disposez les légumes autour du poulet sur la plaque à pâtisserie.

5. Cuire au four préchauffé pendant 20 à 25 minutes ou jusqu'à ce que le poulet soit bien cuit et que les légumes soient tendres.

6. Servir la poitrine de poulet cuite au four avec des légumes rôtis.

Informations nutritionnelles (par portion) : Calories : Environ 200 Protéines : 25 g Glucides : 10 g Lipides : 6 g

Omelette aux épinards et aux champignons

Ingrédients:

• 2 gros œufs

• ½ tasse d'épinards frais, hachés

• ¼ tasse de champignons tranchés

• 1 cuillère à café d'huile d'olive

Sel et poivre au goût

Instructions :

1. Dans un bol, battre les œufs jusqu'à ce qu'ils soient bien mélangés. Assaisonnez avec du sel et du poivre.

2. Faire chauffer l'huile d'olive dans une poêle antiadhésive à feu moyen.

3. Ajoutez les champignons tranchés dans la poêle et faites cuire pendant 2-3 minutes jusqu'à ce qu'ils commencent à ramollir.

4. Ajouter les épinards hachés dans la poêle et cuire encore une minute jusqu'à ce qu'ils soient flétris.

5. Versez les œufs battus sur les légumes dans la poêle.

6. Faites cuire l'omelette pendant quelques minutes jusqu'à ce que le fond soit pris, puis retournez-la doucement à l'aide d'une spatule.

7. Cuire pendant une minute supplémentaire ou jusqu'à ce que l'omelette soit complètement cuite.

8. Servez l'omelette aux épices et aux champignons avec un côté de légumes verts mélangés ou de pain grillé à grains entiers si vous le souhaitez.

Informations nutritionnelles (par portion) : Calories : environ 170 Protéines : 14 g Glucides : 3 g Lipides : 11 g

Salade de poulet avec vinaigrette au citron

Ingrédients :

• ½ tasse de poulets en conserve, rincés et égouttés

• ¼ tasse de concombre coupé en dés

• ¼ tasse de tomates en dés

• 2 cuillères à soupe de persil frais

• 1 cuillère à soupe de jus de citron

• 1 cuillère à soupe d'huile d'olive

• Sel et poivre au goût

Instructions:

1. Dans un bol, mélanger les poulets, le concombre en dés, les tomates en dés et le persil frais haché.

2. Dans un petit bol séparé, fouetter ensemble le jus de citron, l'huile d'olive, le sel et le poivre pour faire la vinaigrette.

3. Versez la vinaigrette sur la salade de poulet et mélangez délicatement.

4. Servez la salade de pois chiches comme un déjeuner ou un plat d'accompagnement léger et satisfaisant.

Information nutritionnelle (par portion) : Calories : 180 Protéines : 6 g Glucides : 21 g Lipides : 9 g

Brochettes de poulet grillé et de légumes

Ingrédients:

• 4 onces de poitrine de poulet désossée et sans peau, coupée en cubes

• 1 mélange de légumes (comme des poivrons, des courgettes, des tomates cerises)

• 1 jus de citron de table

• 1 table d'huile d'olive

• ½ cuillère à café d'herbes séchées (telles que l'origan ou le basilic)

• Sel et poivre au goût

Instructions:

1. Préchauffez le gril ou la poêle à feu moyen.

2. Dans un bol, mélanger les cubes de poulet, les légumes mélangés, le jus de citron, l'huile d'olive, les herbes séchées, le sel et le poivre. Mélanger pour tout enrober uniformément.

3. Enfilez les morceaux de poulet et de légumes sur des brochettes.

4. Faites griller les brochettes pendant environ 10 à 12 minutes, en les retournant de temps en temps, jusqu'à ce que le poulet soit bien cuit et que les légumes soient tendres.

5. Retirez du gril et servez le poulet grillé et les brochettes de légumes avec un côté de duuinoa ou de riz brun si vous le souhaitez.

Informations nutritionnelles (par portion) : Calories : environ 210 Protéines : 25 g Glucides : 10 g Lipides : 8 g

Saumon rôti aux asperges

Ingrédients :

• 4 onces de filet de saumon

- 1 tasse d'asperges

- 1 cuillère à café d'huile d'olive

- ½ c. à thé de zeste de citron

- ½ cuillère à café d'aneth séché

- Sel et poivre au goût

Instructions:

1. Préchauffez le four à 400 °F (200 °C).

2. Placez le filet de saumon sur une plaque de cuisson recouverte de papier sulfurisé.

3. Disposez les pointes d'asperges autour du saumon.

4. Versez l'huile d'olive sur le saumon et les asperges. Saupoudrer de zeste de citron, d'aneth séché, de sel et de poivre.

5. Rôtir dans le four préchauffé pendant environ 12 à 15 minutes ou jusqu'à ce que le saumon soit bien cuit et se défasse facilement avec une fourchette.

6. Servir le saumon rôti avec des asperges et un filet de jus de citron frais.

Informations nutritionnelles (par portion) : Calories : Environ 220 Protéines : 25 g Glucides : 4 g Lipides : 12 g

Smoothie au beurre

Ingrédients:

• ½ tasse de baies mélangées (telles que fraises, myrtilles, framboises)

• ½ tasse de lait d'amande non sucré

• ¼ tasse de yogourt grec faible en gras

• 1 cuillère à soupe de graines de lin moulues

• 1 cuillère à café (facultatif)

• Glaçons (en option)

Instructions :

1. Dans un mélangeur, combiner les baies mélangées, le lait d'amande, le yogourt grec, les graines de lin moulues et le miel (si désiré).

2. Mélanger jusqu'à consistance lisse et crémeuse.

3. Si vous le souhaitez, ajoutez quelques glaçons et mélangez à nouveau jusqu'à ce que le smoothie soit refroidi et mousseux.

4. Versez le smoothie aux baies dans un verre et dégustez-le comme une collation ou un petit-déjeuner rafraîchissant et nutritif.

Informations nutritionnelles (par portion) : Calories : environ 150 Protéines : 10 g Glucides : 17 g Lipides : 5 g

Wraps de laitue à la dinde

Ingrédients:

• 4 onces de dinde hachée maigre

• 4 grandes feuilles de laitue (telles que laitue romaine ou beurre)

• ¼ tasse de poivrons coupés en dés

• ¼ tasse de concombres coupés en dés

• 2 oignons rouges coupés en dés

• 1 cuillère à soupe de sauce soja faible en sodium

• 1 cuillère à café d'huile d'olive

• Sel et poivre au goût

Instructions:

1. Faites chauffer l'huile d'olive dans une poêle à feu moyen.

2. Ajouter la dinde hachée dans la poêle et cuire jusqu'à ce qu'elle soit dorée et bien cuite. Assaisonner avec du sel et du poivre.

3. Incorporer les poivrons coupés en dés, les concombres, les oignons rouges et la sauce soja à faible teneur en sodium. Cuire pendant 2 à 3 minutes supplémentaires jusqu'à ce que les légumes soient légèrement tendres.

4. Retirer du feu et laisser refroidir légèrement le mélange.

5. Déposer une cuillerée du mélange de turc et de légumes sur chaque feuille de laitue.

6. Rouler les feuilles de laitue pour créer un wrap.

7. Servez les roulés de laitue à la dinde comme option de repas léger et savoureux.

Information nutritionnelle (par portion) : Calories : 180 Protéines : 20 g Glucides : 6 g Lipides : 8 g

Bol de quinoa aux légumes rôtis

Ingrédients:

• ½ tasse d'uinoa cuit

• 1 mélange de légumes rôtis (tels que rotates douces, choux de Bruxelles et carottes)

• 2 cuillères à soupe de fromage feta émietté

• 1 cuillère à soupe d'herbes fraîches hachées (telles que persil ou coriandre)

• 1 cuillère à soupe de jus de citron

• 1 cuillère à soupe d'huile d'olive

• Sel et poivre au goût

Instructions :

1. Dans un bol, combiner la duine cuite et les légumes rôtis mélangés.

2. Ajoutez le fromage feta émietté et les herbes fraîches hachées dans le bol.

3. Dans un petit bol séparé, fouetter ensemble le jus de citron, l'huile d'olive, le sel et le poivre pour faire la vinaigrette.

4. Arrosez la vinaigrette sur le mélange de quinoa et de légumes et mélangez doucement.

5. Servez le bol de quinoa aux légumes rôtis comme un repas nutritif et satisfaisant.

Informations nutritionnelles (par portion) : Calories : environ 220 Protéines : 8 g Glucides : 30 g Lipides : 8 g

Pudding aux bleuets et au chia

Ingrédients:

• ½ tasse de lait d'amande non sucré

• 2 cuillères à soupe de graines de chia

• ¼ tasse de myrtilles fraîches

• 1 table de noix hachées (telles que des amandes ou des noix)

• 1 cuillère à café de miel (en option)

• ½ cuillère à café d'extrait de vanille

Instructions :

1. Dans un bocal ou un bol, mélanger le lait d'amande, les graines de chia, le miel (le cas échéant) et l'extrait de vanille. Bien mélanger pour combiner.

2. Ajoutez les myrtilles fraîches au mélange et remuez doucement.

3. Couvrir le bocal ou le bol et réfrigérer pendant au moins 2 heures ou toute la nuit jusqu'à ce que le pudding de chia épaississe.

4. Avant de servir, remuez le pudding pour répartir uniformément les graines de chia.

5. Saupoudrez les noix hachées sur le dessus.

6. Servez le pudding de chia aux myrtilles comme un petit-déjeuner ou une collation sain et délicieux.

Informations nutritionnelles (par portion) : Calories : environ 150 Protéines : 4 g Glucides : 15 g Lipides : 9 g

Soupe aux lentilles et aux légumes

Ingrédients :

• ½ tasse de lentilles séchées

• 1 tasse de légumes mélangés (comme les carottes, le céleri, les oignons)

• 2 tasses de bouillon de légumes à faible teneur en sodium

• 1 gousse d'ail hachée

• 1 cuillère à café d'huile d'olive

• ½ cuillère à café d'herbes séchées (telles que le thym ou le romarin)

• Sel et poivre au goût

Instructions:

1. Rincez les lentilles sous l'eau froide et égouttez-les.

2. Dans une casserole, chauffer l'huile d'olive à feu moyen.

3. Ajouter l'ail haché et faire sauter pendant une minute jusqu'à ce qu'il soit parfumé.

4. Ajoutez les légumes mélangés et les herbes séchées à la casserole et faites cuire pendant quelques minutes jusqu'à ce qu'ils soient légèrement ramollis.

5. Ajoutez les lentilles et le bouillon de légumes dans la casserole. Assaisonnez avec du sel et du poivre.

6. Portez la soupe à ébullition, puis réduisez le feu à doux, couvrez et laissez mijoter pendant environ 20 à 25 minutes ou jusqu'à ce que les lentilles soient tendres.

7. Ajustez l'assaisonnement si nécessaire.

8. Servez la soupe aux lentilles et aux légumes chaude comme un repas réconfortant et nutritif.

Informations nutritionnelles (par portion) : Calories : environ 200 Protéines : 12 g Glucides : 32 g Lipides : 3 g

Salade de crevettes grillées et d'avocat

Ingrédients:

• 4 onces de crevettes, décortiquées et déveinées

• 2 tasses de salades vertes mélangées

• ½ avocat, tranché

• ¼ tasse de tomates cerises, coupées en deux

• 1 cuillère à soupe de jus de citron

• 1 cuillère à soupe d'huile d'olive

• Sel et poivre au goût

Instructions:

1. Préchauffez le gril ou la poêle à feu moyen.

2. Assaisonnez les crevettes avec du sel, du poivre et un filet d'huile d'olive.

3. Faites griller les crevettes pendant environ 2-3 minutes par côté jusqu'à ce qu'elles soient bien cuites et légèrement carbonisées.

4. Dans un grand bol, combiner les feuilles de salade mélangées, les tranches d'avocat et les tomates cerises.

5. Dans un petit bol séparé, fouetter ensemble le jus de citron, l'huile d'olive, le sel et le poivre pour faire la vinaigrette.

6. Arrosez la vinaigrette sur la salade et mélangez doucement pour enrober.

7. Placez les crevettes grillées sur la salade.

8. Servez les crevettes grillées et la salade comme un repas léger et rafraîchissant.

Information nutritionnelle (par portion) : Calories : Environ 220 Protéines : 18 g Glucides : 9 g Lipides : 14 g

Arrle au four à la cannelle

Ingrédients:

• 1 pomme de taille moyenne

• 1 cuillère à café de miel

• ¼ cuillère à café de cannelle moulue

Instructions:

1. Préchauffer le four à 350°F (175°C).

2. Copiez la pomme et coupez-la en tranches ou laissez-la entière.

3. Placer les tranches ou l'ensemble dans un plat allant au four.

4. Versez le miel sur les tranches de pomme ou à l'intérieur du cœur si vous utilisez une pomme entière.

5. Saupoudrer la cannelle moulue même sur l'arrle.

6. Cuire au four chaud pendant environ 15-20 minutes ou jusqu'à ce que la pomme soit tendre.

7. Retirer du four et laisser refroidir légèrement avant de servir.

8. Savourez la pomme cuite avec de la cannelle comme un dessert sain et rassasiant.

Informations nutritionnelles (par portion) : Calories : Environ 90 Protéines : 0 g Glucides : 25 g Lipides : 0 g

Saumon cuit au four avec citron et aneth

Ingrédients:

• 4 onces de filet de saumon

* 1 cuillère à soupe de jus de citron

* 1 cuillère à café d'huile d'olive

* ½ cuillère à café d'aneth séché

* Sel et poivre au goût

Instructions :

1. Préchauffer le four à 375°F (190°C) et tapisser une plaque à pâtisserie de papier sulfurisé.

2. Placez le filet de saumon sur la plaque à pâtisserie préparée.

3. Versez le jus de citron et l'huile d'olive sur le saumon.

4. Saupoudrer l'aneth séché, le sel et le poivre uniformément sur le filet.

5. Cuire au four préchauffé pendant environ 12 à 15 minutes ou jusqu'à ce que le saumon soit bien cuit et se défasse facilement avec une fourchette.

6. Retirer du four et laisser reposer quelques minutes avant de servir.

7. Servir le saumon cuit au four avec du citron et de l'aneth avec un côté de légumes vapeur ou une petite salade.

Informations nutritionnelles (par portion) : Calories : Environ 220 Protéines : 22 g Glucides : 0 g Lipides : 15 g

Salade de baies mélangées avec Srinash

Ingrédients:

• 2 feuilles d'épinards fraîches

• ½ tasse de baies mélangées (telles que fraises, myrtilles, framboises)

• 2 tables de fromage feta émietté

• 1 cuillère à soupe d'amandes hachées

• 1 cuillère à soupe de vinaigre balsamique

• 1 cuillère à soupe d'huile d'olive

• Sel et poivre au goût

Instructions :

1. Dans un grand bol, combiner les feuilles d'épice fraîches, les baies mélangées, le fromage feta émietté et les amandes hachées.

2. Dans un petit bol séparé, fouetter ensemble le vinaigre balsamique, l'huile d'olive, le sel et le poivre pour faire la vinaigrette.

3. Arroser la vinaigrette sur la salade et remuer délicatement pour enrober.

4. Servez la salade de berrú mélangée avec de l'épice comme plat d'accompagnement rafraîchissant et riche en nutriments ou comme repas léger.

Informations nutritionnelles (par portion) : Calories : environ 180 Protéines : 5 g Glucides : 10 g Lipides : 14 g

Smoothie Berru Srinas

Ingrédients:

• ½ tasse de lait d'amande non sucré

• 1 tasse de feuilles d'épinards frais

• ½ tasse de baies mélangées (telles que fraises, myrtilles, framboises)

• 1 table de beurre d'amande

• 1 càc de miel (facultatif)

• Cubes de glace (facultatif)

Instructions :

1. Dans un mélangeur, combiner le lait d'amande, les feuilles d'épinards fraîches, les baies mélangées, le beurre d'amande, le miel (si désiré) et quelques glaçons.

2. Mélanger à haute jusqu'à consistance lisse et crémeuse.

3. Goûtez et ajustez la douceur si nécessaire.

4. Versez le smoothie aux baies et aux épices dans un verre et servez-le comme une boisson rafraîchissante et riche en nutriments.

Informations nutritionnelles (par portion) : Calories : environ 150 Protéines : 5 g Glucides : 15 g Lipides : 9 g

Poivrons farcis méditerranéens

Ingrédients:

• 2 sonneries de cloche (toute année), coupées en deux et ensemencées

• ½ tasse d'uinoa cuit

• ¼ de tomates coupées en dés

• ¼ tasse de concombres coupés

• 2 tables d'olives Kalamata émondées

• 2 cuillères à soupe de fromage feta émietté

• 1 cuillère à soupe de persil frais haché

• 1 cuillère à soupe de jus de citron

• 1 table d'huile d'olive

• Sel et poivre au goût

instructions:

1. Préchauffer le four à 375°F (190°C).

2. Placez les moitiés de cloche sur une plaque à pâtisserie.

3. Dans un bol, mélanger les tomates cuites, les tomates en dés, les concombres en dés, les olives Kalamata, la

feta émiettée, le persil frais haché, le jus de citron, l'huile d'olive, le sel et le poivre. Bien mélanger pour sombiner.

4. Verser le mélange de quinoa dans chaque moitié de poivron en les remplissant uniformément.

5. Cuire au four préchauffé pendant environ 20-25 minutes ou jusqu'à ce que les poivrons soient tendres et légèrement carbonisés.

6. Retirer du four et laisser refroidir quelques minutes avant de servir.

7. Servez le poivron farci méditerranéen comme un repas savoureux et satisfaisant.

Informations nutritionnelles (par portion) : Calories : Environ 220 Protéines : 6 g Glucides : 22 g Lipides : 13 g

Salade Berru Srinash

Ingrédients:

• 2 feuilles d'épice fraîches

• ½ tasse de baies mélangées (comme des fraises, des bleuets, des framboises)

* 1 table d'amandes hachées

* 1 cuillère à soupe de fromage de chèvre émietté

* 1 cuillère à soupe de vinaigre balsamique

* 1 cuillère à soupe d'huile d'olive

* Sel et poivre au goût

Établissements :

1. Dans un grand bol, mélanger les feuilles d'épinards fraîches, les baies mélangées, les amandes hachées et le fromage de chèvre émietté.

2. Dans un petit bol, fouetter ensemble le vinaigre balsamique, l'huile d'olive, le sel et le poivre pour faire la vinaigrette.

3. Versez la vinaigrette sur la salade et mélangez délicatement.

4. Servez la salade de baies comme plat d'accompagnement rafraîchissant et riche en nutriments ou comme repas léger.

Information nutritionnelle (rer portion): Calories: 180 Glu: 1.1g Fat: 13g

Champignons portobello farcis au quinoa

Ingrédients:

• 2 gros champignons rortobello, tiges retirées

• ½ surcuite cuite

• ¼ tasse de poivrons en dés

• ¼ de courgette aigre-douce

• 2 cuillères à soupe d'oignons rouges coupés en dés

• 1 table de persil frais

• 1 cuillère à soupe de parmesan râpé

• 1 cuillère à soupe de vinaigre balsamique

• 1 cuillère à café d'huile d'olive

• Sel et poivre au goût

Instructions :

1. Préchauffez le four à 375°F (190°C).

2. Placez les champignons portobello sur une plaque à pâtisserie, les branchies vers le haut.

3. Dans un bol, mélanger le duin cuit, les poivrons coupés en dés, les courgettes coupées en dés, les oignons rouges coupés en dés, le persil frais haché, le parmesan râpé, le vinaigre balsamique, l'huile d'olive il, sel et poivre. Bien mélanger pour combiner.

4. Verser le mélange de quinoa dans les champignons en les remplissant uniformément.

5. Cuire au four préchauffé pendant environ 20-25 minutes ou jusqu'à ce que les champignons soient tendres et que la garniture soit chaude.

6. Retirer du four et laisser refroidir quelques minutes avant de servir.

7. Servez les champignons portobello farcis au quinoa comme un repas savoureux et savoureux.

Informations nutritionnelles (par portion) : Calories : environ 210 Protéines : 10 g Glucides : 30 g Lipides : 5 g

Poitrine de poulet grillée aux herbes citronnées

Ingrédients:

• 4 onces de poitrine de poulet désossée et sans peau

• 1 cuillère à soupe de jus de citron

• 1 cuillère à café d'huile d'olive

• ½ cuillère à café d'herbes séchées (comme le thym ou le romarin)

• Sel et poivre au goût

Instructions :

1. Préchauffez le gril ou la poêle à feu moyen.

2. Dans un bol, mélanger le jus de citron, l'huile d'olive, les herbes séchées, le sel et le poivre. Bien mélanger pour faire une marinade.

3. Ajouter la poitrine de poulet au bol et l'enrober de marinade. Laissez mariner pendant au moins 15 minutes.

4. Faites griller la poitrine de poulet pendant environ 6 à 8 minutes de chaque côté, ou jusqu'à ce qu'elle atteigne

une température interne de 165 ° F (74 ° C) et soit bien cuite.

5. Retirer du gril et laisser reposer quelques minutes avant de servir.

6. Servez la poitrine de poulet grillée aux herbes citronnées accompagnée de légumes vapeur ou d'une salade.

Informations nutritionnelles (par portion) : Calories : environ 180 Protéines : 26 g Glucides : 2 g Lipides : 7 g

Salade de thon et de haricots blancs

Ingrédients:

• 3 onces de thon en conserve, égoutté

• ½ tasse de haricots blancs cuits, rincés et égouttés

• ¼ tasse de concombres en dés

• ¼ de tomates vertes en dés

• 2 cuillères à soupe d'oignons rouges coupés en dés

• 1 cuillère à table de persil frais haché

• 1 cuillère à soupe de jus de citron

• 1 huile d'olive de table

• Sel et poivre au goût

Instructions :

1. Dans un bol, mélanger le thon en conserve, les haricots blancs, les concombres en dés, les tomates en dés, les oignons rouges en dés, la persil fraîche hachée, le jus de citron, l'huile d'olive, le sel et le poivre. par. Bien mélanger pour combiner.

2. Ajustez l'assaisonnement si nécessaire.

3. Servez la salade de thon et de haricots blancs comme repas protéiné et rafraîchissant.

Informations nutritionnelles (par portion) : Calories : environ 230 Protéines : 20 g Glucides : 18 g Lipides : 9 g

Muffins aux œufs et aux légumes

Ingrédients :

• 2 gros œufs

• ¼ tasse de poivrons coupés en dés

• ¼ tasse de courgettes coupées en dés

• 2 cuillères à soupe coupées en dés d'oignons rouges

• 2 cuillères à soupe de parmesan râpé

• 1 cuillère à soupe d'herbes fraîches hachées (comme le basilic ou la ciboulette)

• Sel et poivre au goût

Instructions :

1. Préchauffez le four à 350°F (175°C) et graissez un moule à muffins.

2. Dans un bol, fouetter les œufs jusqu'à ce qu'ils soient bien battus.

3. Ajoutez les poivrons coupés en dés, les courgettes coupées en dés, les oignons rouges coupés en dés, le parmesan râpé, les herbes fraîches hachées, le sel et le poivre dans le bol. Bien mélanger pour combiner.

4. Versez uniformément le mélange d'œufs dans le moule à muffins graissé, en remplissant chaque tasse aux trois quarts environ.

5. Cuire au four préchauffé pendant environ 15 à 18 minutes ou jusqu'à ce que les muffins aux œufs soient pris et légèrement dorés.

6. Sortir du four et laisser refroidir quelques minutes avant de démouler.

7. Servez les muffins aux œufs de légumes comme petit-déjeuner ou collation rôti et pratique.

Informations nutritionnelles (par portion) : Calories : Arroximatelu 150 Protéines : 12 g Glucides : 4 g Lipides : 9 g

CONCLUSION

En conclusion, Régime pour la Fibrillation Atriale - Guide Complet pour une Alimentation Saine et Équilibrée est un livre de cuisine complet conçu pour aider les personnes atteintes de fibrillation auriculaire (FA) à maintenir une alimentation saine pour le cœur. Bu Sombi, OF Aims call, nutriu) et favorise le bien-être général.

Les recettes présentées dans le Régime pour la Fibrillation Atriale sont conçues avec soin pour s'aligner sur les directives diététiques bénéfiques pour les personnes atteintes de FA. L'accent est mis sur une approche équilibrée, incorporant une large gamme d'aliments riches en nutriments tels que les fruits, les légumes, les grains entiers, les protéines maigres et les graisses saines. En incluant ces ingrédients, la santé fournit une base pour que les individus nourrissent leur corps et soutiennent la santé cardiaque.

En outre, "Régime pour la Fibrillation Atriale" reconnaît l'importance de réduire l'apport en sodium, de modérer la consommation de caféine et d'alcool et de maintenir un poids santé, qui jouent tous un rôle important dans la gestion du symptôme de la FA. et réduire le risque de complications. Le livre de cuisine offre des conseils pratiques et des substituts pour aider les individus à faire des choix plus sains et à adapter les réponses à leurs besoins et préférences spécifiques. références.

En adoptant les recettes et les principes du «Régime pour la Fibrillation Atriale », les personnes atteintes de FA peuvent trouver l'inspiration et la confiance dans leur cheminement vers un mode de vie sain pour le cœur. Le livre de cuisine est une ressource précieuse, fournissant non seulement des réponses nourrissantes, mais également une mine de connaissances sur la gestion de la FA et le régime alimentaire. dératisations.

Il est important de noter que "Régime pour la Fibrillation Atriale" est destiné à compléter les conseils médicaux et les recommandations personnalisées fournies par les professionnels de la santé. Consulter un fournisseur de soins de santé ou un diététicien enregistré reste crucial pour les personnes atteintes de FA afin de recevoir des conseils personnalisés en fonction de leur état de santé et de leur besoin ents.